BEI GRIN MACHT SICH IHR WISSEN BEZAHLT

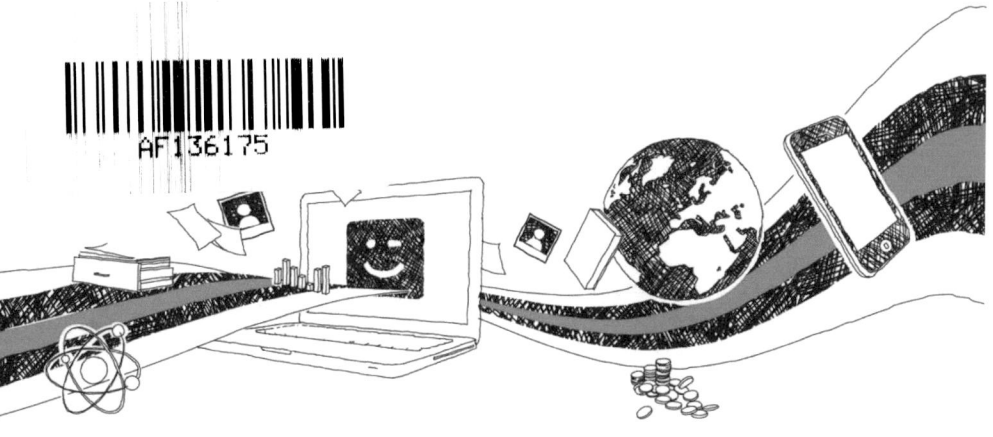

AF136175

- Wir veröffentlichen Ihre Hausarbeit, Bachelor- und Masterarbeit

- Ihr eigenes eBook und Buch - weltweit in allen wichtigen Shops

- Verdienen Sie an jedem Verkauf

Jetzt bei www.GRIN.com hochladen und kostenlos publizieren

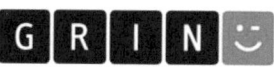

Marketing im Fitnessbereich. Preismanagement und Kooperationen, strategische Analysemethoden, Corporate Identity und Digitalisierung

Dana Struchhold

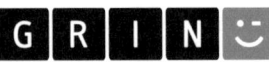

Bibliografische Information der Deutschen Nationalbibliothek:

Die Deutsche Nationalbibliothek verzeichnet diese Publikation in der Deutschen Nationalbibliografie; detaillierte bibliografische Daten sind im Internet über http://dnb.d-nb.de abrufbar.

ISBN: 9783346648136
Dieses Buch ist auch als E-Book erhältlich.

Druck und Bindung: Books on Demand GmbH, Norderstedt Germany
Gedruckt auf säurefreiem Papier aus verantwortungsvollen Quellen

Das vorliegende Werk wurde sorgfältig erarbeitet. Dennoch übernehmen Autoren und Verlag für die Richtigkeit von Angaben, Hinweisen, Links und Ratschlägen sowie eventuelle Druckfehler keine Haftung.

Das Buch bei GRIN: https://www.grin.com/document/1215057

Deutsche Hochschule für

Prävention und Gesundheitsmanagement

Hermann Neuberger Sportschule 3

66123 Saarbrücken

Einsendeaufgabe

Fachmodul: Marketing 2

Studiengang: Fitnessökonomie

Datum
Präsenzphase: 01.02.2016 – 04.02.2016

Name, Vorname: Struchhold, Dana

Studienort: **Stuttgart**

Semester: **WS 2013**

Inhaltsverzeichnis

1   Preismanagement und Kooperationen

1.1   Preiselastizität der Nachfrage

$$(\epsilon) = \frac{\text{Änderung der Menge in } \%}{\text{Änderung des Preises in } \%}$$

$$(\epsilon) = \frac{-7,69 \,\%}{10 \,\%} = -0,769$$

Es handelt sich um eine unelastische Nachfrage, da der Wert < -1 ist, d.h. trotz des Mitgliederrückgangs steigt der Umsatz um 1,5% pro Monat.

Entsprechende Implikationen für eine Preiserhöhung sind beispielsweise eine Modernisierung des Unternehmens mit einem neuen Innendesign, neuen Geräten, erweitertem Wellness Bereich (falls vorhanden) und vor allem die Eröffnung neuer Anlagen deutschlandweit. Außerdem könnte eine weitere Implikation ein Zuwachs an weiteren Fachkräften mit hohem Wissen an Fitness- und Gesundheitstraining sein. Als letzte Implikation ist die Flexibilität des Trainings zu nennen, d.h. die Mitglieder sind berechtigt gegen Aufpreis deutschlandweit in allen Anlagen dieses Unternehmens zu trainieren.

1.2   Preisbildung

1.2.1   Anlässe der Preisbildung

Die Kostenveränderung ist der Anlass zur Preisbildung. Die interne Kostenstruktur des Unternehmen ändert sich, somit ändert sich auf der Preis. Das Unternehmen muss durch die Planung der Eröffnung weiterer Anlagen mit erhöhten Kosten rechnen, wie z.b. steigende Lohn-, Energie- und Anschaffungskosten.

Hierbei kann als Wettbewerbsstrategie nach der Ansoff-Matrix die Marktentwicklung angewendet werden. Denn das Unternehmen erschließt neue Märkte mit bereits bestehenden Dienstleistungen, welches die Bearbeitung von neuen geografischen Märkten beinhaltet.

3

1.2.2 Kostenorientierte Preisbildung

Variable Kosten: 10€ pro Person und Monat

Fixe Kosten: 725.000€ pro Jahr

➜ 725.000€ / 12 = 60.416,67€ pro Monat

Mitgliederzahl: 2.500 Mitglieder

$$Mitgliedsbeitrag\ pro\ Monat\ (brutto) = K_v + \frac{K_f}{Menge}$$

$$= 10€ + \frac{60.416,67€}{2.500} = 10€ + 24,17 = 34,17€$$

Gewinnaufschlag (GA) von 25% wird angesetzt.

34,17€ entsprechen 75%

$$Preis\ netto\ (+GA) = \frac{Preis\ pro\ Person}{1 - GA} = \frac{34,17€}{1 - 25\%}$$

$$= 45,56€\ pro\ Mitglied\ pro\ Monat$$

Preis (+GA) netto: 45,56€ pro Mitglied pro Monat

Preis (+GA) brutto: 54,22€ pro Mitglied pro Monat

Der geplante Brutto-Preis der X&Y Health GmbH würde pro Mitglied pro Monat und einem Gewinnaufschlag von 25% bei 54,22€ liegen.

1.2.3 Konkurrenzorientierte Preisbildung

Das Unternehmen orientiert sich an den Preisen, die der Preisführer auf dem Fitness- und Gesundheitsmarkt verlangt. Dabei spielt die eigene und individuelle Situation bezogen auf Kosten und Nachfrage des Unternehmens keine Rolle. Sobald die Marktführer ihre Preise ändern, zieht das Unternehmen mit.

Selbst wenn nun ein gleich positionierter Konkurrent in demselben Marktgebiet eine neue Anlage mit einem niedrigeren Monatsbeitrag eröffnet, kann die X&Y Health GmbH weiterhin mit dem geplanten Monatsbeitrag von 54,95€ der Marktführer bleiben. Denn zur Preisentscheidung fließen weitere Faktoren mit ein.

Die psychologischen Auswirkungen haben auf den Kunden eine enorme Wirkung auf die Kaufkraft. Der Kunde ist durchaus bereit, für ein hochwertiges Produkt bzw. eine hochwertige Dienstleistung einen höheren Preis zu zahlen, da er in diesem Fall das Unternehmen als Marke als etwas Besonderes ansieht.

Bei dem sogenannten Marketing-Mix wird auch im Vergleich zum Konkurrenten die Aufwendung für die Werbung berücksichtigt, denn die Kunden sind ebenfalls bereit, für eine bekannte Markte mehr Geld auszugeben als für neue und noch unbekannte Marken. Dies alles kann nur funktionieren, wenn der geplante Preis mit der jetzigen Preispolitik von X&Y Health GmbH im Einklang steht. Bei dem Erhalt bzw. einer weiteren Verbesserung der bisherigen Service- und Dienstleistungsorientierung kann sich das Unternehmen gegenüber seinem Konkurrenten durchaus durchsetzen.

2 Strategische Analysemethoden

2.1 Five Forces-Modell nach Porter

Auch auf die Fitness First Germany GmbH wirken die fünf Wettbewerbskräfte gemäß des Five Forces-Modell nach Porter ein.

Die erste der fünf Wettbewerbskräfte nach Porter ist die der Zulieferer, d.h. die Verhandlungsstärke der Lieferanten. Gerade in dem Bereich Nahrungsergänzungsmittel ist hoch, da eine große Menge an Alternativen vorliegt. Beispielsweise an andere große Ketten wie McFit.

Als zweite ist die der potenziellen Mitbewerbern, d.h. die Bedrohung durch Markteintritt neuer Konkurrenten. Die Markteintrittsbarrieren sind in der Fitness- und Gesundheitsbranche relativ gering, da jedes finanzstarke Unternehmen eine potenzielle Konkurrenz darstellen kann. Jedoch geht aktuell eine Bedrohung von Discount-Ketten aus, die teilweise auch schon als Mitbewerber gesehen werden können.

Als drittes sind die Kunden zu nennen, d.h. die Verhandlungsstärke der Kunden. Auch hier steigt die Verhandlungsmacht, da immer mehr Unternehmen auf den Markt kommen. Ketten (fitOne), die preiswerter sind, aber ein vergleichsweise breites Angebot wie Fitness First Germany GmbH haben, planen deutschlandweit weitere Eröffnungen.

Das vierte, was zu nennen ist, sind die Ersatzprodukte, d.h. die Bedrohung durch Ersatzprodukte. Die Bevölkerung möchte bestenfalls alles möglichst an einem Ort haben. Durch die Digitalisierung ist es möglich, ein individuelles Fitnessprogramm über Apps etc. online zu erstellen und dieses überall durchzuführen, egal ob zu Hause oder auf Reisen. Als letztes sind die Mitbewerber, d.h. Rivalität der Wettbewerber zu nennen. Fitness First Germany GmbH ist in vielen Städten in Deutschland mit einem breiten Angebot an verschiedenen Trainingsformen vertreten. Kleinere Ketten oder auch Einzelunternehmen, die sich auf eine Trainingsform bzw. Zielgruppe beschränken oder auch andere deutschlandweit vertretene Ketten stellen eine hohe Intensität der Rivalität unter den bestehenden Unternehmen dar.

2.2 Durchführung einer SWOT-Analyse

Die Stärken von Fitness First Germany sind der hohe Bekanntheitsgrad verbunden mit dem guten Image, der große Marktanteil und das breite Angebot an verschiedenen Trainingsformen und Trainingsmöglichkeiten mit vielen Zusatzleistungen wie der DVD Verleih.

Die Fitness Branche wächst immer weiter und die Bevölkerung wird immer interessierter am Fitness- und Gesundheitstraining. Große Ketten haben bereits einen hohen Bekanntheitsgrad in jedem Alter. Im Jahr 2009 wurden über eine Online Umfrage 1002 Antworten zu der Bekanntheit von Fitnessstudios ausgewertet. „Die Fitness Company (hier noch unter altem Namen genannt) belegte mit rund 13% den zweiten" (Skopos, 2009) Platz.

Wie bereits erwähnt, wird der Fitness Markt immer weiter wachsen und gerade weil Fitness First Germany einen großen Marktanteil und Bekanntheitsgrad hat, ist es eine weitere Stärke, um einer der drei Marktführer in Deutschland zu bleiben. Durch eine Repositionierung in den vergangen Jahren hat Fitness First mit „aktuell 86 Anlagen und 270.000 Mitgliedern den dritten Platz" (Edelhelfer, 2015) auf dem deutschen Fitness Markt belegt.

Als letzte Stärke ist das breitgefächerte Angebot an Trainingsmöglichkeiten und vielen Zusatzleistungen. Neben vielen verschiedenen Kursen von Pilates zu Spinning und den Cross-Fit Bereich gibt es einen studiointernen DVD Verleih. „Das Besondere ist das individuelle Fitness-Konzept: Beispielsweise gibt es Fitnessprogramme für Frauen, Outdoor-Freunde oder Vereinssportler" (Orlandi, 2014).

Die Schwächen der Fitness First Germany liegen in der Preisstruktur und der Zielgruppe, in den Firmenkooperationen und dem Service.

In der Preisstruktur, die sich zwischen 44,99€ und 129,99€ befindet, ist Fitness First Germany im mittleren bis hohen Preissegment vertreten und spricht somit nur die einkommensstärkere Bevölkerung an, was sich auch darin wiederspiegelt, dass das „Durchschnittsalter [...] mit knapp 34 unter dem bundesweiten Mittelwert" (Huber, 2015) liegt.

Bei Firmenkooperationen mussten die Mitglieder ihre Trainingspässe vollständig ausgefüllt bei der Krankenkasse vorlegen, um den Nachlass im Studio zu bekommen. Da die Pässe oft nicht komplett ausgefüllt waren und Fitness First sich Beschwerden aufgrund von Nachbuchungen ersparen wollte, hat „Fitness First fehlende Pässe gefälscht und unvollständige Ausweise selbst ausgefüllt" (Greive, 2012).

Gerade zu den Stoßzeiten zwischen 18 und 20 Uhr sollten immer ausreichend Trainer auf der Fläche sein, um die Mitglieder mit dem versprochenen Service optimal betreuen zu können. Doch viele Studios stellen nicht ausreichend ausgebildete Trainer bzw. allgemein zu wenig Personal ein, um Kosten zu sparen. Auch bei Fitness First Germany wird Service [...] klein geschrieben, die Fitnessstudios [...] schlecht besetzt" (Orlandi, 2014).

Die Chancen von Fitness First Germany sind der steigende Marktwachstum, die Steigerung des Bewusstseins für Gesundheit und Fitness und die Neuaufstellung.

Die Fitness Branche boomt seit Jahren. Immer mehr Menschen in der Bevölkerung melden sich in einem Fitness Studio an, selbst in der Wirtschaftskrise steigt die Zahl an Mitgliedern in Fitnessstudios. Die Zahlen steigen immer weiter und das „Fitnesstraining habe Fußball damit als Volkssport Nummer Eins abgelöst" (Greive, 2010).

„Kaum Freizeit und zu wenig Bewegung im Alltag – aus diesen Gründen gehen immer mehr Menschen ins Fintess Studio" (Orlandi, 2014). Dies ist eine entscheidende Chance ein weiteres Konzept zu erarbeiten, bei dem die Kunden für ihr Training nicht viel Zeit benötigen und dennoch das Maximale aus ihrem Training herausgeholt haben, denn das Bewusstsein für Gesundheit und Fitness steigt immer weiter.

Als letzte Chance ist die Neuaufstellung zu nennen, bei der es nicht um die Mitgliederneugewinnung, sondern um den Mitgliedererhalt geht. Viele Ketten setzten auf günstige Preise, vernachlässigen aber somit die Qualität. Gerade durch den demografischen Wandel, ist es wichtig der älteren Generation eine höchste Trainingsqualität zu bieten. „Jetzt setzt Fitness First mehr auf Qualität und hat gleichzeitig die Preise erhöht. Oberstes Ziel sei nun Kundenbindung statt die Gewinnung von Neumitgliedern" (Greive, 2010).

Risiken von Fitness First Germany sind die Wettbewerber, die Kundenumorientierung und die Sicherheit der Kunden.

Die sinkende Kaufkraft der Bevölkerung steht im engen Bezug mit den Wettbewerbern von Fitness First Germany. Es herrscht ein großer Preisdruck, gerade auf die Premium-anbieter. Sogenannte „Functional" - Fitnessstudios „benötigen weniger teure Geräte, haben stattdessen mehr Hanteln oder Klimmzugstangen im Angebot" (Kapalschinski, 2015).

Außerdem ist die Kundenumorientierung ein weiteres Risiko, denn mit den jungen Mitarbeitern und dem gegebenen Angebot ist Fitness First Germany für die ältere Generation nicht sehr ansprechend. Immerhin sind 80% der Mitglieder zwischen 16 und 45 Jahren alt, doch einer Auswertung zufolge sind „53,2% der Kunden im Fitnessmarkt über 40 Jahre" (Mesirca, 2013) alt.

Ebenfalls ist durch das Online Fitness Studio die Sicherheit der Kunden nicht mehr gegeben, da kein Trainier vor Ort ist. Fitness First hat Newmoov übernommen und ermöglicht seinen Mitgliedern zwar ein Training auch außerhalb des Studios, doch nur wer ein Internetzugang hat und sich damit auskennt, kann auch online trainieren. Ob es das erwünschte Ergebnis bringt, darauf lässt sich hoffen, denn die „Menschen suchen Nähe, suchen Kontakt" (Smolka, 2014).

2.3 Erstellung einer SWOT-Matrix

S-O-Strategien

Mit dem hohen Bekanntheitsgrad ist es möglich, ein immer größeres Marktwachstum zu erzielen.

Durch das breitgefächerte Angebot an Trainingsmöglichkeiten und zusätzlichen Leistungen, ist eine Neuaufstellung mit dem Ziel des Mitgliedererhalts möglich.

W-O-Strategien

Durch das eindeutige Konzept und die damit verbundenen hohen Preise, ist ein weiteres Marktwachstum möglich.

Durch eine Verbesserung der Serviceleistung in allen Bereichen, vor allem im Bereich der Gesundheit, kann mit dem steigenden Bewusstsein der Bevölkerung eine Schwäche abgebaut und eine Chance genutzt werden.

S-T-Strategien

Durch den hohen Bekanntheitsgrad, lassen sich die Wettbewerber ausschalten.

Durch das breitgefächerte Angebot an Trainingsmöglichkeiten, ist eine Kundenumorientierung möglich und die Zielgruppe lässt sich erweitern. Somit hat auch die ältere Generation eine Möglichkeit im Bereich Gesundheit und Fitness zu trainieren.

W-T-Strategien

Durch eine Verbesserung der Serviceleistung, lassen sich Wettbewerber ausschalten. Durch eine Erweiterung der Zielgruppe, wird eine Kundenumorientierung stattfinden und sich das Durchschnittsalter der Trainierenden heben und somit wird auch zukünftig die ältere Generation einen willkommenen Platz mit entsprechendem Umfeld im Studio finden.

3 Corporate Identity

3.1 Interview-Analyse

3.1.1 Anzeichen für die Überarbeitung der Corporate Identity

1. Neues Logo: neue Farben (grau und blau)
2. Imagewechsel: „Ja zu einem starken Körper"
3. Kommunikation auf verschiedenen Kanälen: Website, Social Media, Kundenmagazin, Blog von Werner Kieser
4. Imagekommunikation wurde ausgerichtet: Leute ab 30 bis 55 Jahre
5. Interner Kick-off: Präsentation des neuen Marketingkonzepts
6. Investitionen: Entwicklung neuer Maschinentypen

3.1.2 Gründe für neue Ausrichtung der Corporate Identity

Gründe für die Ausrichtung der Corporate Identity könnten die Aktivität, die Kontinuität, die Langfristigkeit und die Ganzheitlichkeit sein.

Die Aktivität bedeutet, dass jedes Unternehmen eine eigene Identität besitzt, die zu erkennen und aktiv zu entwickeln ist. Bei Kieser Training liegt die Identität darin, dass es sich nicht um ein Lifestyle Fitnessclub handelt, sondern um eine medizinische Ausrichtung. Es werden nicht mehrere verschiedene Arten von Muskelaufbautraining angeboten, sondern es wird sich auf eine Art des Krafttrainings an Geräten fixiert.

Die Kontinuität bedeutet, dass sowohl das Unternehmen als auch die Umwelt eine stetige Veränderung durchlaufen und somit die Corporate Identity als kontinuierlicher und lebendiger Prozess gesehen werden muss. Durch die Digitalisierung ist es daher notwendig, die Kommunikationskanäle von Kieser zu erweitern. Da Kieser Training auch die junge Generation anspricht, ist es wichtig in den sozialen Netzwerken wie Facebook aktiv zu werden. Auch geplante Apps ergänzen das Training in der heutigen Welt.

Die Langfristigkeit bedeutet, dass die Corporate Identity für die Entwicklung Zeit braucht. Nur ein langfristig geplantes und durchgeführtes Konzept kann sich das gewünschte Image erhoffen. Bei Kieser wurde schon in den frühen Siebzigerjahren das sogenannte High Intensity Training durchgeführt. Lange wurde dieses Training, welches gerade immer häufiger in Fitnessstudios angeboten wird, von der deutschen Sportwissenschaft ignoriert. Durch die langjährige Erfahrung kann Kieser Training auf ein noch besseres Image hoffen.

Die Ganzheitlichkeit bedeutet, dass alle Bereiche vorhanden und abgedeckt sein müssen, um ein ganzes Bild entstehen lassen zu können.

Alle Bereiche von Kieser Training werden neu und zeitgemäß ausgerichtet. Sowohl das Image, das Logo als auch die ständige Weiterentwicklung in der Forschung und Entwicklung, lassen die Ganzheitlichkeit des Unternehmens erkennen.

3.1.3 Veränderungen vier weiterer Unternehmen

In der Automobilbranche hat Fiat eine solch derartige Veränderung vorgenommen. Seit dem Jahr 2007 ist das Logo von Fiat in der Farben Rot und in einer neuen Form präsent. Im Jahre 1931 wurde diese Form erstmals eingesetzt und nun soll „das neue Logo als Signal für die Wiederbelebung der Marke Fiat" (Bielefeld, 2006) stehen. Durch das neue Logo hat das Unternehmen wieder schwarze Zahlen geschrieben und somit war es ein voller Erfolg für das Unternehmen.

Auch BMW hat Mini ein neues Logo verpasst. Aus 3D wurde 2D, was dem „Leitgedanken der Klarheit und Authentizität" (App, 2015) folgen soll. Im Jahr 2001 gab es ein Relaunch für Mini und mit dem neuen Logo und der neuen Schriftart wird mit Designorientierung und Hochwertigkeit für die Marke geworben. Das Unternehmen erhofft sich durch die neue Werbung seine potenziellen Kunden im Netz zu gewinnen.

In der Lebensmittelbranche hat Iglo eine Veränderung vorgenommen. Sowohl das Logo und die Verpackung als auch das Image wurden überarbeitet. Hat Iglo in den vergangenen Jahren vermehrt mit der Werbung Familien mit Kindern angesprochen. Manager von Iglo kommt aber nun zu dem Entschluss, für „künftiges Wachstum müsse sich sein Unternehmen breiter aufstellen" (App, 2014). Somit ist Iglo nun auch für Singles und Paare ohne Kinder ansprechender.

Auch der Backwarenproduzent Bahlsen hat im Jahr 2007 seinen Marktauftritt verändert. Geschäftsführer Sönke Renk möchte das „Oma-kommt-zu-Besuch" Image durch ein junges und weniger konservatives Design ersetzen. Auch Marketing Direktor ist der Ansicht, dass sich die Lebenswelten verändern und „wir müssen diesen Wandel permanent mitgestalten" (Hermann, 2014).

3.2 Marktstrategien

3.2.1 Marktbearbeitungsstrategie und Wettbewerbsstrategie

Kieser Training verfolgt die Segmentkonzentration. Hierbei wird ein einzelnes Segment des Gesamtmarktes ausgewählt und bearbeitet. Bei Kieser Training die Spezialisierung auf einen kräftigen Körper, einen starken Rücken und ein schönes Leben, d.h. das Segment Muskelaufbau für ein besseres Leben steht im Mittelpunkt.

Außerdem lässt sich Kieser Training in die Nischenorientierung einordnen, da die angebotene Leistung bewusst in eine Marktnische platziert wird. Es wird sich auf eine beschränkte Abnehmerzahl konzentriert und daher auch auf eine geringere Konkurrenten Zahl. Innerhalb dieser Nische kann Kieser Training eine Kostenführerschaft oder eine Differenzierung anstreben.

3.2.2 Produkt-Markt-Matrix nach Ansoff

Kieser Training wendet die Marktdurchdringungs- und die Marktentwicklungsstrategie an.

Bei der Marktdurchdringung handelt es sich um die Erhöhung des Marktanteils und einer Ausweitung des Marktvolumens mit vorhandenen Leistungen auf gegenwärtigen Märkten. Die geschieht bei Kieser durch einen erhöhten Werbeaufwand auf neuen Kanälen wie Facebook etc.

Bei der Marktentwicklung geht es um die Erschließung neuer Märkte mit bestehenden Leistungen. Kieser möchte mit seinen bestehenden Leistungen weitere Märkte sowohl national als auch international erschließen.

11

4 Digitalisierung in der Fitness- und Gesundheitsbranche

Im Folgenden werden fünf konkrete Möglichkeiten bzw. Trends aufgezeigt, durch die die Digitalisierung in den eigenen Anlagen vorangetrieben und umgesetzt werden können.

Die erste Möglichkeit ist die Erstellung einer App des eigenen Unternehmens, wodurch der Kunde immer auf dem neusten Stand ist, was aktuell für Aktionen laufen, welche Kurse wann stattfinden oder er aber auch Rezepte für eine gesunde Ernährung finden kann.

Eine weitere Möglichkeit ist die Aktualisierung der Homepage, sodass sich Interessenten online über das Studio informieren und sich auch online anmelden können. Durch einen virtuellen Rundgang durch das Studio und eine Auflistung aller Angebote kann sich der potenzielle Kunde den Weg in das Studio sparen und eine Online Mitgliedschaft abschließen.

Eine dritte Möglichkeit ist die Aufrüstung mit neuen Geräten wie z.B. von Technogym. Mit dem neuen sogenannten Mywellness® Programm ist es über die Cloud möglich, auch außerhalb des Fitnessstudios mit dem Trainer in Kontakt zu bleiben.

Die vierte Möglichkeit ist die Erstellung eines Facebook Profils und / oder eines Instagram Accounts. Es werden Rezepte, Trainingstipps, Erfahrungsberichte und Vorher-Nachher-Bilder von Mitgliedern hochgeladen. So entsteht eine Community und die Mitglieder fühlen sich vor allem durch die Vorher-Nachher-Bilder anderer Mitglieder motiviert weiter an ihrem Ziel zu arbeiten.

Als letztes ist die Erweiterung des Kursangebots zu nennen. Meist finden die Trainerkurse morgens und abends zu den Stoßzeiten statt. Jedoch kommen auch einige Mitglieder in ihrer Mittagspause oder an ihrem freien Tag nachmittags bzw. vormittags in das Fitnessstudio. Durch virtuelle Fitness von CyberMoves® finden verschiedene Kurse mit unterschiedlichen Leistungsstufen auch außerhalb der Stoßzeiten statt und die Mitglieder haben somit immer die Möglichkeit einen Kurs zu besuchen.

Chancen der Digitalisierung sind die Zeit- und Kosteneinsparung, die Betreuungs- und Individualisierungsmöglichkeiten und die Effektivität des Marketings. Durch Apps etc. die mit dem Fitnessstudio verknüpft sind, hat der Kunde eine Zeit- und Kosteneinsparung. Es ist nicht notwendig, wenn man im Urlaub ist oder keine Zeit für die Fahrt ins Fitnessstudio hat eine App oder ein Online Fitness Programm, die größtenteils kostenpflichtig sind, herunterzuladen. Gerade durch das Programm Mywellness® bleibt man immer in Kontakt mit seinem Trainer und seinen Trainingsfortschritten und –erfolgen. Somit ist man schon bei dem zweiten Punkt der Chancen, nämlich der Betreuungs- und Individualisierungsmöglichkeiten. Auch mit studiobezogenen Apps und sozialen Netzwerken wie Instagram oder Facebook bleibt man immer auf dem neuesten Stand. Einer der größten Chancen der Digitalisierung ist die Effektivität des Marketings. Durch Facebook (teilen und liken) steigt der Bekanntheitsgrad noch weiter, außerdem hat man durch Online Medien eine enorme Kosteneinsparung gegenüber beispielsweise dem Flyer Druck, der sich meist als nicht rentabel erweist.

Risiken der Digitalisierung sind das Datenschutzrisiko, das Personal wird substituierbar und die ältere Generation hat Schwierigkeiten mit der Bedienung der neuen Trainingsmethoden. Für die Anwendung Mywellness® ist die Eingabe persönlicher Daten notwendig, die viele aus datenschutztechnischen Gründen nicht in das Netz stellen wollen. Ein weiterer Risikofaktor ist die Substitution des Personals, denn durch die CyberMoves®, also das Training vor einem Bildschirm, fällt der Trainer weg, der Übungen korrigiert oder auch einzelne Teilnehmer lobt und motiviert. Als letztes zu nennen ist die Komplexität der neuen Trainingsmethoden, denn die ältere Generation wird Schwierigkeiten mit der Bedienung der Apps etc. haben und somit den Vorteil größtenteils nicht nutzen können, die die Digitalisierung mit sich bringt.

5 Literaturverzeichnis

App, Ulrike (2014). *Neustart einer Marke: Iglo ist für alle da.* Zugriff am 16.02.2016. Verfügbar unter http://www.wuv.de/marketing/neustart_einer_marke_iglo_ist_fuer_alle_da

App, Ulrike (2015). *BMW verpasst Mini neues Logo.* Zugriff am 16.02.2016. Verfügbar unter http://www.wuv.de/marketing/bmw_verpasst_mini_neues_logo

Bielefeld, Ralf (2006). *Italien besinnt sich.* Zugriff am 16.02.2016. Verfügbar unter http://www.autobild.de/artikel/neues-fiat-logo-58053.html

Edelhelfer (2015). *Führende Betreiber – Fitness in Deutschland.* Zugriff am 17.02.2016. Verfügbar unter http://www.edelhelfer.eu/expertise/publikationen/2015/edelhelfer-fuehrende-betreiber-fitness-in-deutschland-31-dezember-2014/

Greive, Martin (2012). *Vorwürfe gegen Fitness First.* Zugriff am 17.02.2016. Verfügbar unter http://www.welt.de/wirtschaft/article13914621/Szenen-wie-aus-einem-duesteren-Foltergefaengnis.html

Hermann, Susanne (2014). *„Life is sweet": Die neue Markenkampagne von Bahlsen.* Zugriff am 16.02.2016. Verfügbar unter http://www.wuv.de/marketing/life_is_sweet_die_neue_markenkampagne_von_bahlsen

Huber, Marius (2015). *Go further in life.* Zugriff am 17.02.2016. Verfügbar unter https://blog.fitnessfirst.de/interview-marius-huber/

Kapalschinski, Christoph (2015). *Wenn niemand eine Muckibude kaufen will.* Zugriff am 17.02.2016. Verfügbar unter http://www.handelsblatt.com/unternehmen/handel-konsumgueter/fitness-first-wenn-niemand-eine-muckibude-kaufen-will-/12642206.html

Mesirca, Marco (2013). *Die Fitnessbranche – Ketten fressen Einzelbetriebe.* Zugriff am 17.02.2016. Verfügbar unter http://www.offensivgeist.de/die-fitnessbranche-ketten-fressen-einzelbetriebe/

Orlandi, Simona (2014). *Fitnessstudios in Deutschland. Fitness First, Injoy, McFit – Angebote und Preise im Vergleich.* Zugriff am 17.02.2015. Verfügbar unter http://www.focus.de/gesundheit/gesundleben/fitness/fitnessstudios-in-deutschland-fitness-first-injoy-mcfit-angebot-und-preise-im-vergleich_id_3660555.html

Skopos (2009). *SKOPOS Studie: Bekanntheit von Fitness Studios variiert stark.* Zugriff am 17.02.2016. Verfügbar unter https://www.skopos.de/news/skopos-studie-bekanntheit-von-fitness-studios-variiert-stark.html

Smolka, Klaus Max (2014). *Online Studios. Das Fitness Studio kommt ins Wohnzimmer.* Zugriff am 17.02.2016. Verfügbar unter http://www.faz.net/aktuell/wirtschaft/unternehmen/fitness-first-kauft-newmoove-das-fitnessstudio-kommt-ins-wohnzimmer-13221825.html

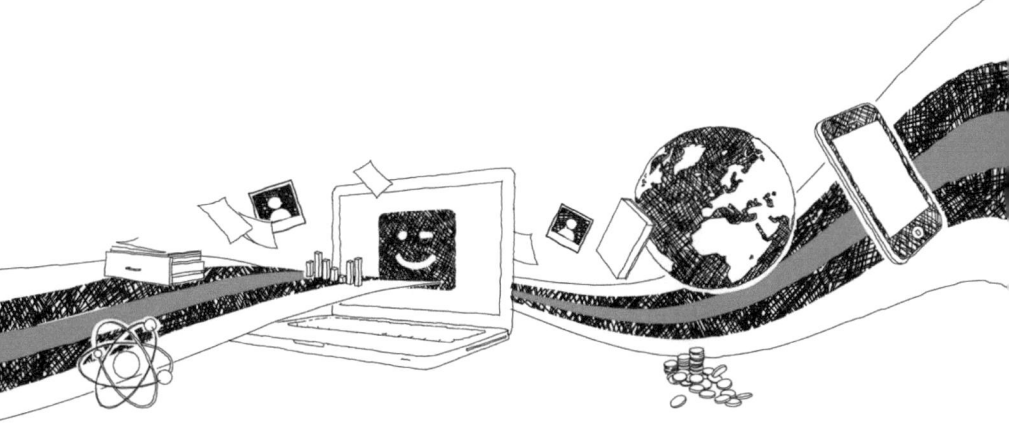
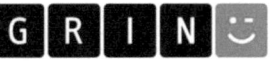